NOTICE

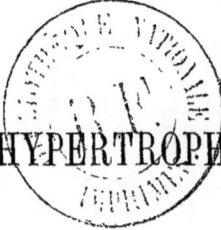

SUR

L'HYPERTROPHIE DES AMYGDALES

ET

SON TRAITEMENT

—◦◦◦❈◦◦◦—

LAON

TYPOGRAPHIE DE H. DE COQUET ET Cⁱᵉ, RUE SÉRURIER, 22

—

1872

NOTICE

SUR

L'HYPERTROPHIE DES AMYGDALES

ET SON TRAITEMENT.

Les amygdales hypertrophiées, indurées, doivent-elles être rangées dans la catégorie des tumeurs bénignes contre lesquelles échoue toute médication résolutive ou reconstituante ?

Telle est la question que je me suis posée depuis longtemps et que je veux traiter dans la présente notice.

Cette question m'a paru intéressante à plus d'un point de vue. De sa solution dépend la conduite à tenir en présence d'une affection beaucoup plus commune qu'on ne pense généralement et qui, parvenue à un certain degré, peut exercer une si grande influence sur le développement physique et moral de l'enfant.

Je l'examinerai sous le triple rapport des causes qui la produisent, des symptômes qu'elle détermine et du mode de curabilité qui me parait justifier la préférence qu'on doit lui accorder le plus souvent.

Si le rôle des amygdales est d'une utilité assez contestable dans l'ordre physiologique, en revanche on ne peut nier qu'elles ne soient la source et comme le prétexte de fréquentes indispositions et quelquefois même de maladies assez sérieuses. Placées de chaque côté dans l'intervalle des piliers du voile du palais, dit Cruveilhier, leur forme est exactement celle d'une amande (du grec αμυγδαλε); leur direction est oblique en bas et en avant; leur volume est sujet à une foule de variétés congéniales ou accidentelles. » Leur tissu à trame lache, aréolaire est formé d'une agglomération de follicules muqueux enveloppés dans une membrane commune. Ces follicules secrètent et laissent transsuder une lymphe semi-transparente destinée, paraît-il, à favoriser le glissement du bol alimentaire à son entrée dans le pharynx.

Chez beaucoup d'individus elles font payer cher ce léger service. « Ces glandules, dit le vieux médecin de Charles IX, Ambroise Paré, parce qu'elles sont en lieu chaud et humide, sont fort sujettes à l'inflammation, et souvent avec le sang y flue une grande portion d'humeur pituiteuse, crue et visqueuse dont s'ensuit tumeur. »

Chez d'autres, mieux favorisés, elles révèlent à peine leur présence ou n'existent qu'à l'état rudimentaire.

Les maladies de l'amygdale n'échappent pas à cette loi d'hérédité dont on retrouve les bizarres effets dans la surdité, dans la cataracte, le strabisme, les hernies et même les loupes du 'cuir chevelu. J'en possède des exemples bien remarquables.

C'est ainsi que j'ai excisé deux amygdales très volumineuses chez un jeune homme de 13 ans dont le père a été autrefois opéré pour la même cause et dont un frère, plus jeune, devra plus tard subir cette ablation. Moi-même j'ai été obligé de me la faire pratiquer pour de fréquentes amygdalites essentiellement héréditaires, et j'ai opéré mon propre fils, âgé de huit ans, pour une double hypertrophie qui ne reconnaissait pas d'autre cause.

Que cette aptitude pathogénique soit mise en jeu, sollicitée par des causes occasionelles qui ne manquent jamais et vous aurez une amygdalite là où d'autres, doués différemment, n'auraient contracté qu'une laryngite, une bronchite ou une névralgie faciale.

Puis l'hypertrophie, d'effet qu'elle était d'abord, devient cause à son tour en entretenant dans la glande une espèce de ferment qui de temps à autre provoque une nouvelle amygdalite.

Or, celle-ci une fois déclarée, donne lieu aux symptômes suivants : sensation d'un corps étranger dans la gorge; besoin continuel d'avaler; diminution ou perte d'appétit; brisement des forces, soif plus ou moins vive, insomnie ou sommeil pénible entrecoupé de rêvasseries incohérentes ou revenant toujours sur le même sujet. Assez souvent, céphalalgie sus-orbitaire, douleurs dans les oreilles ou dans une seule, selon que l'inflammation n'atteint qu'une amygdale ou envahit les deux. « La voix, disent MM. Chomel et Blache, est obscurcie et l'articulation des sons confuse. Quelquefois il est impossible au malade de se faire entendre autrement que par gestes ou en écrivant; dans quelques cas le passage de l'air est gêné, mais rarement la difficulté de la respiration est portée à un haut degré. Toutefois, lorsque le gonflement des tonsilles est fort grand et l'expuition très difficile, il survient par intervalles de la dyspnée, et quelquefois une suffocation passagère. » A ces symptômes qu'éprouve le malade s'en joignent d'autres que fournit au médecin l'examen des parties affectées. Lorsqu'on parvient à faire ouvrir péniblement la bouche, on constate à travers les mucosités qui affluent le rougeur très intense de la voûte palatine, du voile du palais et de la luette, avec épaississement du tissu cellulaire sous-jacent. Les amygdales, cause première de tout le mal, participent largement à l'inflammation ; elles forment de chaque côté une tumeur plus ou moins considérable et se touchent par leur bord interne en déprimant la luette. Au bout de quelques jours d'un pareil état ou d'une ou deux semaines chez certains individus, la rupture de l'abcès tonsillaire a ordinairement lieu dans l'effort que fait le malade pour cracher, pour avaler, pour vomir ou pour parler ; quelquefois elle s'opère pendant le sommeil, mais est toujours suivie d'un soulagement instantané. Parfois le travail que nous venons de décrire est à peine terminé dans une glande qu'il recommence dans l'autre en parcourant les mêmes phases et au prix de nouvelles souffrances. Puis, comme le propre de cette phlogose est de se reproduire périodiquement, il en résulte pour certains individus une existence véritablement des plus pénible. On cite à ce propos le duc de Némours, fils de l'ancien roi, qui était repris tous les quinze jours de cette affection à laquelle on mit fin par l'ablation des tonsilles.

Le mode de terminaison n'est pas d'ailleurs toujours le même dans les deux glandes. Souvent la suppuration a lieu dans l'une et la résolution dans l'autre. Le pus évacué en quantité assez modérée est tantôt fétide, tantôt inodore. « Cette tuméfaction, plusieurs fois répétée, disent les auteurs déjà cités, finit par être assez considérable pour donner lieu à une gène permanente de la déglutition, à l'altération de la voix et rendre *quelquefois* nécessaire l'ablation de ces corps glanduleux. »

L'ablation, telle est la conclusion à laquelle sont amenés ces deux médecins éminents. Il est vrai que leur expression « quelquefois » implique une certaine restriction. Ce n'est pour eux qu'une ressource ultime à laquelle ils recourent dans des conditions déterminées.

Deux autres auteurs, également recommandables, MM. Sanson et Bégin, arrivent à une conclusion plus absolue par des considérations d'un autre ordre qui s'appliquent spécialement aux enfants. « Chez eux, disent-ils, le gonflement est quelquefois si considérable que l'oblitération de la trompe d'Eustache et la surdité peuvent en être la suite, et la gêne de la respiration est souvent si grande que celle-ci est bruyante et râleuse, surtout pendant le sommeil qu'elle rend pénible et agité ; mais ce qu'il y a surtout de fort remarquable — et j'appelle toute l'attention sur ce passage, — c'est une coïncidence presque constante entre cette maladie et une déformation particulière du thorax qui s'arrondit et se voûte en arrière et se rétrécit en devant en s'aplatissant sur les côtés. Cette déformation que Dupuytren attribue à l'effet des contractions énergiques auxquelles les muscles inspirateurs sont obligés de recourir pour vaincre les obstacles qui s'opposent à l'entrée de l'air dans la poitrine, se rencontre si fréquemment en même temps que l'engorgement tonsillaire, que nous avons vu souvent ce grand chirurgien annoncer que l'une de ces affections devait exister seulement parce qu'il avait constaté l'existence de l'autre. *Il est donc important de remédier de bonne heure à une pareille maladie en pratiquant à temps l'opération, et il faut employer tous les moyens pour y déterminer les malades en bas âge.* »

Ainsi voilà des praticiens de la plus grande valeur qui recommandent l'ablation dans certains cas et d'autres qui, allant plus loin, l'érigent en précepte formel chez les enfants. Ils ne reconnaissent donc pas à un ordre spécial de médicaments plus de propriétés curatives qu'ils n'en ont réellement contre ce genre d'hypertrophie.

Il convient d'ajouter que si l'on attendait dans la

pratique des cas de cette gravité, on serait bien souvent tenté de s'abstenir. En effet l'hypertrophie peut
coexister avec une respiration et une déglutition des
plus facile et l'absence de toute surdité. C'était pré-
cisément le cas du jeune homme dont j'ai parlé plus
haut : seulement, chez lui, il y avait un nasonnement
très prononcé et un ronflement bruyant pendant le
sommeil. Disons en passant que de ces deux phénomè-
nes le premier a disparu la nuit même qui a suivi
l'opération et que le nasonnement a fini par cesser
avec le temps.

Parvenue à ce développement l'hyppertrophie des
amygdales imprime à la figure des enfants un cachet
de niaiserie désagréable (Bouchut), qui exerce la causti-
cité de leurs camarades. Ils respirent la bouche ouverte,
parlent du nez ou de la gorge, et sont impropres au
chant, à la déclamation et, plus tard, à l'art oratoire si
l'on n'intervient à temps pour les débarrasser de ces
corps charnus qui mettent obstacle à l'émission des
sons.

Citons à ce propos une observation d'Itard qui porte
avec elle son enseignement.

« Une demoiselle bien constituée, sanguine, étant
sujette à des maux de gorge, devint sourde et perdit
en même temps une partie de sa voix qu'elle cultivait
avec beaucoup de succès et d'agrément. Je fus con-
sulté pour cette indisposition. Je trouvai que les
amygdales étaient devenues le siège d'une phlegmasie
chronique, et que la droite était beaucoup plus tumé-
fiée que la gauche, quoique l'ouïe fut également
troublée d'un côté comme de l'autre. La voix était
considérablement rauque et voilée, et cette demoiselle
ne pouvait en faire usage sans produire une augmentation douloureuse des tumeurs de la gorge. Je conseillai
de faire exciser une portion des amygdales...

M. Boyer fut chargé de l'opération qui eut tout le succès que j'en avais fait espérer. »

Voilà donc une hypertrophie ou une tuméfaction chronique, portant à la fois le trouble dans l'émission des sons et l'organe de l'ouïe. Itard ne nous dit pas si l'on avait eu recours préalablement à une médication quelconque. Le fait est fort probable, car on se décide rarement d'emblée à l'opération. Si ma supposition est fondée, c'est une présomption de plus à l'appui de ma thèse sur l'inutilité de toute médication exclusive de l'excision. Que si l'excision seule a été pratiquée, j'y trouve une nouvelle preuve de la préférence que de graves praticiens lui accordent sur l'autre méthode.

Comme on le voit, la tuméfaction chronique des amygdales ne provoque pas seulement le retour périodique de l'inflammation, des abcès très douloureux, elle peut encore entraver l'émission des sons, donner lieu au nasonnement, à la raucité de la voix, au ronflement excessif pendant le sommeil, causer des troubles réels dans la respiration avec toutes les conséquences qui en découlent; elle peut en outre produire un autre phénomène non moins grave, la surdité. Elle exerce ici une action toute mécanique dont l'anatomie nous donne l'explication.

L'oreille se compose d'un conduit auditif externe et d'un conduit auditif interne, mieux connu sous le nom de trompe d'Eustache, du nom de l'anatomiste qui l'a découvert. Cette trompe vient s'aboucher entre les deux piliers et se trouve ainsi en rapport de contiguïté avec la base de l'amygdale. Or, comme il faut, pour que l'audition s'accomplisse normalement, que les sons arrivent à l'oreille par le conduit auditif externe et l'air par la trompe d'Eustache, on comprend que l'amygdale gonflée, hypertrophiée, interceptant le passage de l'air, produise la surdité. Elle la produit d'autant plus sûre-

ment qu'elle est à plus large base, car il est d'observation que l'amygdale pédiculée, bien qu'elle proémine
plus fortement hors des piliers, ne donne pas toujours
lieu à cet accident.

Ainsi donc, pour résumer ce point de doctrine, l'a-
blation des amygdales hypertrophiées est nécessaire :

1° Pour prévenir le retour fréquent de l'inflammation
de ces glandes : *sublatâ causâ, tollitur effectus ;*

2° Pour ouvrir une voie plus large à l'accès de l'air
dans la poitrine, imprimer une plus grande activité à
l'acte si important, si vital de l'hématose, et prévenir
les déformations de la cage thoracique si bien signalées
par Dupuytren ;

3° Pour restituer, s'il en est temps encore, à l'enfant comme à l'adulte l'intégrité de l'ouïe non moins
indispensable au développement intellectuel de l'un
qu'aux relations sociales de l'autre.

C'est en vue de ce triple résultat que j'ai excisé, aussi
radicalement que possible, les amygdales chez un
jeune enfant de 6 ans dans les circonstances suivantes :
H.-C., fils de parents bien constitués et bien portants
qui n'ont jamais eu d'amygdalite, n'offrait lui-même
aucun signe de scrofule ni d'adénites cervicales ou sous-
maxillaires. Il a un frère et une sœur plus âgés que
lui qui n'ont jamais présenté non plus rien de particulier du côté de la gorge. Cet enfant a commencé de
bonne heure à s'enrhumer sous le plus léger prétexte et à
éprouver de fréquents maux de gorge. Sous l'influence
de cette phlogose locale, ses amygdales se sont engorgées assez notablement. Sa respiration était ron-
flante pendant le sommeil et il avait en tout temps la
bouche ouverte.

Cet état s'accompagnait d'une dureté d'ouïe assez
prononcée, et le développement de l'enfant comme
son intelligence paraissaient subir un temps d'arrêt

bien manifeste. Il eut à cette époque un commence-
ment d'angine couenneuse avec fausses membranes
nasales crépitant sur les charbons ardents. Cette angine fut heureusement enrayée à son début par les
cautérisations énergiques et les vomitifs d'ipéca à
haute dose.

Comme, après cette affection, sa surdité avait aug-
menté et que les amygdales me paraissaient jouer un
grand rôle dans la production de cette infirmité, je me
hâtai d'en pratiquer la résection. L'opération n'offrit rien
de particulier. Elle fut suivie, non pas immédiatement
(car il y avait sans doute engouement de la trompe
d'Eustache), mais graduellement du rétablissement
complet de l'ouïe. De plus la constitution de l'enfant
s'améliora à vue d'œil ; il ne s'enrhume plus, respire
la bouche fermée, et son développement physique et
moral ne laisse plus rien à désirer.

De tels résultats ne s'obtiennent, ainsi que le remar-
que Vidal (de Cassis), qu'à la condition de ne pas trop
temporiser. Qu'arrive-t-il, en effet, si on laisse indéfiniment subsister l'obstacle qui produit la surdité ?

« Le conduit simplement aplati peut se déformer pour
toujours. L'oreille s'habitue aussi à ne plus entendre,
à ne plus écouter ; sa partie vitale s'affaiblissant par le
manque d'exercice, la fonction ne se rétablit plus,
même après l'ablation la plus heureuse de la tumeur
qui comprimait le conduit. »

Ces réflexions sont d'un grand poids dans la balance,
et méritent de fixer toute l'attention.

J'ajouterai qu'il est encore indispensable de recourir
à l'excision lorsqu'une épidémie d'angine couenneuse
ou de croup vient à sévir dans le pays. Si l'enfant n'est
pas encore atteint et qu'il offre un certain degré de
tuméfaction, excisez sans attendre. Vous le mettez
ainsi dans une situation qui ne le soustrait pas entière-

ment à l'invasion du mal, mais qui l'expose infiniment moins à ses atteintes. C'est une bonne chance de plus que vous créez en sa faveur.

Vient-il à être atteint avant l'emploi de ce moyen préventif, excisez encore, excisez vite et sans crainte. C'est le conseil qu'une longue et heureuse pratique a suggéré à Bouchut dont on ne peut récuser la haute compétence.

Ecoutez ce qu'il dit à ce sujet :

« Quand l'angine couenneuse, qui signale ordinairement le début du croup, est accompagnée de l'hypertrophie des amygdales, on devra faire *l'amputation de ces glandes*, opération déjà faite sur 13 malades et toujours avec succès, sept fois par moi, une fois par M. Domerc, de Paris, deux fois par M. Simian, de Cluny, et trois fois par le docteur Speckhahn, de Renwez.

« Cette opération a pour avantages :

1° De débarrasser le pharynx de deux corps étrangers volumineux qui gênent la respiration, font obstacle à l'hématose, et quelquefois affaiblissent le murmure vésiculaire jusqu'à disparition presque complète ;

2° De donner lieu à une petite hémorrhagie très salutaire ;

3° D'arrêter la marche progressive, envahissante de l'angine couenneuse encore à l'état de *maladie localisée*, et de constituer un *excellent moyen préventif du croup ;*

4° D'extraire la totalité du mal, lorsqu'il n'a pas eu le temps de se généraliser ni d'infecter l'organisme, car, après cette amputation, les fausses membranes ne se sont, *dans aucun cas*, reproduites sur la surface coupée. »

L'affirmation est on ne peut plus précise et ne laisse pas la moindre place à l'équivoque.

Avant d'aborder la description du procédé opératoire

auquel je donne la préférence, qu'il me soit permis de
combattre respectueusement une illusion chère encore
à beaucoup de bons esprits. Ce sera pour moi l'occasion
de passer rapidement en revue les moyens thérapeuti-
ques préconisés contre ce genre d'affection.

Soit conviction ou prévention défavorable, certains
praticiens bien recommandables cherchent encore à
faire prévaloir cette doctrine que la résolution de l'a-
mygdale hypertrophiée ne peut être obtenue que par
une médication appropriée aux idiosyncrasies. Ils sont
en cela merveilleusement secondés par le malade lui-
même qui ne se soumet qu'avec répugnance à une
opération dont il s'exagère la difficulté ou les périls.

L'hypertrophie paraît-elle se rattacher à une cause
scrofuleuse ou herpétique, vite l'huile de foie de morue,
les iodures sous toutes les formes, les toniques, les
anti-scorbutiques auxquels viennent s'ajouter les cautérisations locales ; soupçonne-t-on un vice constitu-
tionnel, spécifique, on puise dans l'arsenal thérapeutique les armes consacrées à cet usage ; a-t-on affaire à
un tempérament sanguin, les anti-phlogistiques locaux
et généraux, les douches et les cautérisations locales,
les gargarismes astringents sont tour à tour mis en
usage, et tout cela sans autre résultat le plus souvent
qu'une certaine amélioration dans l'état général dont ne
profite guère l'état local.

Et comment pourrait-il en être autrement ? pour qui
connaît, d'après les études des micrographes, l'organisa-
tion intime de ces follicules dont l'agglomération
constitue l'amygdale, est-il possible d'admettre qu'on
puisse les ramener à leur volume primitif, alors que
l'hypertrophie en a plus que triplé le volume ? Et
même en supposant que cette résolution partielle
soit péniblement obtenue, ces mêmes follicules ne
conserveront-ils pas toujours cette fâcheuse tendance

- à l'engorgement qui est inhérente et comme propre à leur nature?

Il faut donc, je ne saurais trop insister sur ce point, qu'on soit bien pénétré de l'idée que l'hypertrophie, l'induration de l'amygdale, quelle qu'en soit la cause, scrofuleuse, syphilitique ou simplement inflammatoire, n'est justiciable que de la chirurgie : *quœ medicamenta non sanant, ea ferrum sanat*, a dit Hippocrate. Toutefois il est nécessaire de faire ici une légère réserve. Dans le cas où la cause serait de nature spécifique, on pourrait préparer le malade à l'ablation par un traitement en rapport avec cette cause, de crainte de rencontrer dans la glande une friabilité qui rendrait l'opération plus laborieuse. Mais, même en opérant de suite, sans s'arrêter à cette légère contre-indication, on n'en obtiendrait pas moins la résolution de la glande, témoin le fait suivant rapporté par Bérard :

« Voulant, dit-il, pratiquer l'amputation des amygdales, la friabilité de ces organes fut un obstacle à l'opération ; mais la déchirure que la pince de Museux avait faite dans leur épaisseur procura leur entier dégorgement, et, à mon étonnement, les amygdales, se réduisirent, au bout de quelques jours, à leur volume naturel.

De tels faits ont dû se produire assez souvent. J'en chercherais vainement de semblables dus à la seule action médicale. Je ne nie pas absolument qu'on ne puisse les obtenir à la longue, mais à quel prix ! et ne vaut-il pas mieux, quand l'indication est manifeste, impérieuse, se décider de suite et demander à un moyen chirurgical, fort peu redoutable en somme, une guérison qui, autrement, se ferait si longtemps attendre?

La même réflexion s'applique à *fortiori* aux diverses tumeurs dont je parlais en commençant. Il est évident qu'un lipôme, une tumeur adénoïde du sein ne céderont pas plus à l'emploi, même indéfiniment prolongé, des iodures sous toutes les formes qu'un goître semi-cartilagineux ou un corps fibreux. Aussi n'ai-je pas été médiocrement surpris de la prétention d'un médecin distingué qui prescrivait, et cela pour une période d'un an, l'usage de pilules et de pommades iodurées contre une forte tumeur adénoïde du sein. Inutile d'ajouter que par l'ablation j'eus raison en quelques minutes de cette tumeur qui ne s'est pas reproduite (1).

Croit-on, par exemple, qu'un spécialiste distingué tel que Deleau se soit bien conformé à l'indication formelle qui s'offrait à lui dans l'observation suivante? Qu'on en juge : « Henrichs, 23 ans, sujet depuis son enfance à de fréquents maux de gorge, mouchait continuellement un mucus épais et abondant. Il avait habituellement l'oreille dure, et de temps en temps il était pris d'une cophose qui diminuait par l'application de quelques vésicatoires.

« A la fin de l'année 1827, sa surdité devint plus grave que jamais, ce qui tenait sûrement à l'augmentation du volume des amygdales, qui étaient rouges, gonflées, gênaient la prononciation et plus encore le premier mouvement de l'acte de la déglutition. »

Il semble dès lors que la conduite de Deleau était toute tracée : exciser d'abord les amygdales, puisqu'il reconnaissait lui-même que la surdité *tenait sûrement à l'augmentation de leur volume.* Au lieu de cela que fait-il? commençant par où il aurait dû finir, il introduit une sonde le plus loin possible dans la trompe d'Eustache. L'amygdale ainsi légèrement refoulée, la trompe désobstruée, l'air extérieur se précipite aussitôt dans la

(1) Elle pesait 450 grammes, et offrait à l'étude histologique les caractères les plus intéressants.

caisse avec un claquement particulier, et l'ouïe est améliorée presque instantanément. Mais sentant que le cathétérisme de la trompe n'était qu'un palliatif insuffisant, il a recours aux douches auriculaires qui *produisent encore plus d'effet*, ce sont ses propres paroles. La cure eût été complète s'il fût allé jusqu'à l'excision; mais point, il s'arrête en chemin.

« Là, dit-il, se bornèrent mes premiers essais. Le diagnostic et le pronostic étant bien établis, je ne repris les douches qu'après avoir traité une gastrite et l'état inflammatoire de la gorge. » C'était au temps de Broussais, qu'on ne l'oublie pas !

S'il a repris les douches, après avoir toutefois traité la gastrite, c'est qu'apparemment les premières avaient été jugées insuffisantes, comme l'emploi de la sonde. Les dernières paraissent avoir eu plus d'efficacité; c'est en les associant à certains moyens hygiéniques dirigés contre la tuméfaction qu'il put enfin obtenir la guérison. Là était donc l'obstacle, là était le complément indispensable à toutes ses tentatives antérieures.

Ne valait-il pas mieux, je le demande, enlever tout de suite et radicalement cet obstacle ? Le succès ne se fût pas fait attendre si longtemps et je serais plus rassuré sur sa durée.

Dans une autre circonstance, après avoir, de compte à demi avec Itard, fatigué un jeune malade pendant plus de dix ans par des exutoires, des pédiluves, des bains de vapeur, des vomitifs réitérés, le tout sans succès, il finit par s'apercevoir que ce malade a les tonsilles très engorgées. Cette fois il se décide à en faire la résection, espérant définitivement dissiper la surdité. Il n'en fut rien, dit-il ; mais deux lignes plus bas il avoue qu'il a suffi de quinze jours de douches auriculaires pour rendre l'ouïe tout à fait bonne. Elle était donc passablement améliorée après l'opération, puisqu'il a suffi de quinze jours de douches, autrefois inefficaces, pour la rendre tout à fait bonne. Il y a des contradictions qui ont toute la valeur d'un aveu. Je prends encore acte de celui-ci.

Itard, lui, va parfois plus droit au but, comme on l'a vu. Seulement quand il opère lui-même au lieu de faire opérer par Boyer, il a des procédés défectueux qui rappellent ceux de Moscati, de Milan, et du vieux Caqué, de Reims, lesquels, par peur de l'hémorragie, morcelaient la glande au lieu de l'enlever d'une seule fois. C'est ce qui ressort de l'une de ses observations, la dernière que je veuille citer.

« Le fils d'un garde du corps, dit-il, était sourd depuis son enfance. Ce jeune homme, âgé de 15 ou 16 ans, d'un tempérament lymphatique, avait la voix nasillarde, toujours embarrassée, et les cavités nasales si habituellement engorgées qu'il lui était impossible de respirer autrement que par la bouche. » Après des alternatives assez prolongées de bien et de mal, ce jeune homme lui fut présenté; il n'eut pas de peine, en examinant l'arrière bouche, à découvrir la cause de la surdité. « Cette cavité était presque entièrement remplie par les deux amygdales qui faisaient une telle saillie qu'elles s'entrechoquaient derrière la luette. Aussi ce jeune homme avait toujours la bouche béante, ce qui ne l'empêchait pas d'être souvent éveillé en sursaut pendant la nuit par des accès de suffocation. Je conseillai de pratiquer la rescision des amygdales et je fis espérer la guérison de la surdité au moyen de cette opération. Je la pratiquai moi-même peu de jours après. L'incision de chaque amygdale fut faite en trois sections : — pourquoi trois sections? — Plus du tiers de chaque glande se trouva compris dans cette brèche. Les lobules restant, très augmentés par l'in-

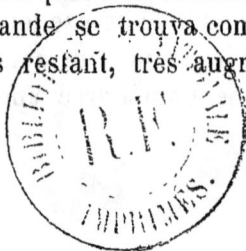

flammation, suppurèrent et s'affaissèrent au bout d'une semaine. Dès lors la voix devint nette, la respiration plus libre et la surdité disparut tout-à-fait par l'effet d'un vomitif.

Croit-on qu'Itard fût arrivé à ce résultat par des soins exclusivent hygiéniques ou pharmaceutiques ? Son procédé fut défectueux, il a retardé de 15 jours la guérison ; mais enfin il l'a obtenue aussi entière, aussi durable que possible.

C'est donc un succès de plus avec tant d'autres à enregistrer au compte de l'excision, même défectueuse. Je pourrais multiplier les exemples de ce genre ; mais je m'en tiens-là, pensant que ma démonstration est faite et n'a rien à gagner à être poussée plus loin.

Il peut arriver qu'on n'obtienne pas toujours de l'opération, même bien pratiquée, le résultat qu'on en attendait. Mais qu'on le sache bien, cet insuccès, qui n'est souvent que momentané, n'infirme en aucune façon la valeur de cette précieuse ressource thérapeutique. On serait vraiment trop heureux si, là plus que dans toute autre branche du domaine pathologique, une seule et même cause produisait invariablement les mêmes effets. L'étude des maladies de l'oreille est essentiellement conjecturale. C'est ici surtout qu'il faut procéder du connu à l'inconnu, et n'avancer qu'en éclairant sa marche. Or il nous semble que, sans idée préconçue, le sacrifice de glandes, au moins inutiles, est le premier pas qu'on doit faire dans cette voie si ardue de la surdité congéniale ou acquise. Le terrain se trouvera ainsi déblayé d'autant, et l'on sera sûr de ne rien laisser derrière soi.

Ainsi donc, et une fois pour toutes, il faut en prendre son parti et recourir, sans plus tarder, à une opération aussi exempte de danger que de douleur, depuis surtout qu'un instrument ingénieux en a si bien simplifié et facilité le manuel opératoire (1).

Cet instrument, dû à l'invention de l'américain Fahnestock et modifié par Velpeau, se compose de quatre pièces agencées de manière à n'en former qu'une seule : ce sont deux tiges parallèles entre lesquelles s'en trouve une troisième offrant à son tiers inférieur deux anneaux pour les doigts de l'opérateur. Les deux tiges latérales se terminent par un anneau elliptique à bords mousses, la tige médiane par un anneau de même forme mais tranchant par son bord concentrique, et pouvant s'abaisser au-dessous du collet de ses congénères.

Sur l'un des côtés de l'instrument est une broche mobile supportée par deux petits chevalets. Cette broche est terminée par une fourchette à deux pointes façonnées en forme de harpon et reposant à fleur du

---

(1) Nos compatriotes Caqué et Museux, de Reims, ont imaginé chacun un instrument *ad hoc* qui a conservé leur nom. Qui ne connaît la pince-érigne de Museux dont se servent encore tous les jours nos plus grands chirurgiens? Le couteau de Caqué, quoique délaissé depuis longtemps, est néanmoins connu et cité dans tous les traités de médecine opératoire. Il s'en servait avec beaucoup d'habileté. C'est en 1757 qu'il fit sa première opération de ce genre. Dans sa candeur qui rappelle un peu celle de J.-L. Petit, il nous peint son anxiété et ses bâtonnements avant et pendant cette opération qui ne fut terminée qu'après plusieurs séances, tant était grande sa terreur de l'hémorrhagie. Les préceptes généraux, dit-il, dans le récit qu'il a publié à ce sujet dans les mémoires de l'Académie de chirurgie, sont toujours lumineux; mais leur application exige des connaissances de détails fort variés que l'expérience peut seule nous donner.

segment inférieur de l'anneau. A l'autre bout est un petit anneau digital mobile sur son axe.

Voilà pour la description sommaire de l'instrument.

Voyons maintenant la manière de s'en servir.

L'opération se divise en deux temps :

Dans le premier, on présente l'anneau bien en face de l'amygdale qui s'y introduit d'elle-même en pressant un peu sur les piliers. Cela fait, on pousse doucement la fourchette qui en harponnant la glande se soulève, par un jeu de bascule, et l'entraîne plus avant dans l'anneau.

Aussitôt, et c'est le second temps, le chirurgien, par une double pression en sens contraire, maintient la fourchette tandis qu'il abaisse la tige centrale dont l'anneau tranchant opère la section de l'amygdale par une véritable décapitation.

On voit que cet instrument, pour si parfait qu'il soit, exige cependant une certaine habileté d'exécution.

Les reproches qu'on lui adresse tombent donc d'eux-mêmes devant cette condition essentielle au succès de toute opération ; car, comme le dit un auteur, avant de se livrer à de pareilles opérations, on doit savoir en faire beaucoup d'autres.

Ces paroles s'appliquent, il est vrai, à l'ancien procédé qui exige une dextérité et un sang froid qui ne s'acquièrent que par une longue habitude. Les grands chirurgiens ont leurs raisons pour préférer ce procédé à l'autre. Les chirurgiens plus modestes qui n'ont pas, sans doute, les mêmes raisons à invoquer, donnent la préférence à une méthode qui réunit tous les avantages de l'ancienne sans en avoir les inconvénients.

La meilleure méthode, en effet, n'est-elle pas celle qui permet de se passer d'aides, de préparatifs qui effraient, et de surmonter facilement la plus grande indocilité de l'opéré ?

N'est-elle par celle qui, à sécurité au moins égale, sans plus d'effusion de sang, et avec infiniment moins de douleur, permet d'arriver plus facilement au résultat désiré ?

Tel est pourtant le progrès que réalise le nouvel instrument qui finira, je n'en doute pas, par être universellement adopté et auquel, du reste, Velpeau donnait toujours la préférence chez les enfants.

Cette opération, accomplie avec les précautions qu'exige la plus vulgaire prudence, met presque toujours le malade à l'abri de toute récidive. Si, néanmoins, le mal se reproduit, avec moins d'intensité toutefois, chez certains individus sujets aux amygdalites, c'est qu'on n'a pas assez excisé de la glande malade, ou qu'on a opéré pendant la période d'acuité au lieu d'attendre le dégorgement partiel qu'amène la guérison. On n'a enlevé alors qu'un excédant fluxionnaire, la couche corticale en quelque sorte, et la glande demeure presque aussi grosse après qu'avant l'inflammation. C'est ce qui, sans doute, a donné lieu à cette croyance assez répandue que l'amygdale excisée repousse : assertion aussi erronée que celle qui consisterait à prétendre qu'une molaire arrachée chez l'adulte peut se reproduire, ou que les bulbes capillaires étant détruits il est possible de faire repousser les cheveux.

Je crois avoir suffisamment démontré les inconvénients et les dangers qu'entraîne l'hypertrophie des amygdales et la nécessité de leur excision. J'ai d'écrit soigneusement le procédé opératoire le plus rapide et le moins douloureux, et fait ressortir son innocuité. Il ne me reste plus qu'à souhaiter que cet ordre d'idées pénètre et se répande dans les familles. Je serai trop heureux si j'ai quelque peu contribué à ce résultat.

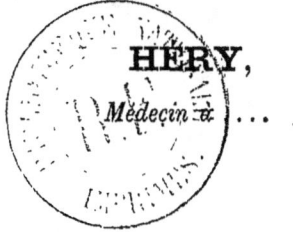

HÉRY,

Médecin à ...

www.ingramcontent.com/pod-product-compliance
Lightning Source LLC
Chambersburg PA
CBHW070218200326
41520CB00018B/5686